BEI GRIN MACHT SICH IHR WISSEN BEZAHLT

- Wir veröffentlichen Ihre Hausarbeit,
  Bachelor- und Masterarbeit

- Ihr eigenes eBook und Buch -
  weltweit in allen wichtigen Shops

- Verdienen Sie an jedem Verkauf

Jetzt bei www.GRIN.com hochladen
und kostenlos publizieren

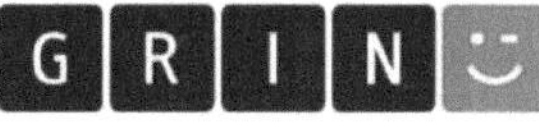

Fallarbeit einer Ernährungsberatung für einen 57-jähriger Klienten

Silvia Czuczorová

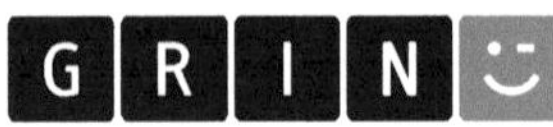

Bibliografische Information der Deutschen Nationalbibliothek:

Die Deutsche Nationalbibliothek verzeichnet diese Publikation in der Deutschen Nationalbibliografie; detaillierte bibliografische Daten sind im Internet über http://dnb.d-nb.de abrufbar.

ISBN: 9783963559501
Dieses Buch ist auch als E-Book erhältlich.

Diplomarbeit Ernährungscoach

Fallarbeit – Bauchumfang und Gewichtsreduktion

Silvia Czuczorová

Oktober 2023

Zusammenfassung

Die Arbeit stellt eine Ausarbeitung einer Erstberatung für einer 57-jähriger Klient mit einem deutlich erhöhten gesundheitlichen Risiko dar.

Ziel dieser fachgerechten Ernährungsberatung für der Klient war es demnach auch nicht nur der Bauchumfang reduzieren und an Gewicht abzunehmen, sondern sich eine bessere ausgewogene Ernährung anzueignen, um sich gesünder und fitter zu fühlen und eventuellen Krankheiten vorzubeugen.

Laut Herr Müller kam die Gewichtszunahme nach dem 40. Lebensjahr als natürliche Alterungsprozess durch Veränderungen im Stoffwechsel sowie auch eine Folge einer Knieoperation und demnach die Zeit der Rekonvaleszenz. Durch Schmerzen wurde er für ein paar Monate bei Bewegung eingeschränkt.

Aktuell beträgt der Taillenumfang bei Herr Müller 115 cm und sein BMI ist 33. Ab einem BMI von 30 spricht man von Adipositas Grad 1.

Der Body-Mass-Index (BMI) ist eine Orientierungshilfe, dessen Berechtigung interessant sein kann, um zu erfahren, wo man persönlich mit dem Gewicht steht. Der BMI ist aber nur ein Teil des Puzzles und sollte nicht allein für eine Entscheidung beigezogen werden. Denn das gesundheitliche Risiko ist neben dem Gewicht auch noch von anderen Faktoren abhängig wie z. B. Rauchen, Bewegungsmangel, Stress, erhöhte Blutfett- oder Blutzuckerwerte usw. [1]

Herrn Müller ist es klar, dass der Bauchumfang ihn in Gefahr für ein gesundheitliches Risiko stellt.

Etwa vor einem Jahr hat Herr Müller aus dem Grund eine Ernährungsberaterin besucht, aber nach dem ersten Gespräch hat er alle weiteren Sitzungen abgesagt, weil er kein Vertrauen aufbauen konnte.

Im Moment fühlt er sich fit und motiviert, erneut mit Ernährungsumstellung und regelmäßigem Sport anzufangen. Er besucht mindestens einmal pro Woche Kletterhalle , wo er durchschnittlich 1.5 Stunden trainiert. Herr Müller hat sich geäußert, dass er mehr über gesunde, artgerechte Ernährung erfahren möchte.

Inhaltsverzeichnis

1 Einleitung

1.1 <u>Persönliche Stellungnahme, Bezug zur Testperson</u>

Gewichtsreduktion ist ein weit verbreitetes Thema in verschiedenen Bereichen des Lebens. Es kann sich auf körperliche, geistige oder emotionale Aspekte beziehen.

In Bezug auf die körperliche Gesundheit ist die Abnahme oft mit dem Ziel verbunden, Gewicht zu verlieren und eine gesündere Lebensweise zu erreichen. Dies kann durch eine Kombination aus gesunder Ernährung und regelmäßiger körperlicher Aktivität erreicht werden. Dir Abnahme kann auch im Zusammenhang mit der Verbesserung der körperlichen Fitness stehen, wie zum Beispiel beim Aufbau von Muskelmasse oder der Steigerung der Ausdauer.

Im Bereich der geistigen Gesundheit kann die Abnahme bedeuten, negative Gedanken oder Verhaltensweisen loszulassen und stattdessen positive Denkmuster zu entwickeln. Dies kann durch verschiedene Methoden wie Meditation, Psychotherapie oder Selbstreflexion erreicht werden.

Darüber hinaus kann die Abnahme auch auf emotionale Aspekte des Lebens angewendet werden. Dies könnte bedeuten, sich von belastenden Beziehungen oder Situationen zu lösen und stattdessen positive und unterstützende Umgebungen zu suchen. Die Abnahme von emotionalem Ballast kann dazu beitragen, das allgemeine Wohlbefinden und die Zufriedenheit zu steigern.

Insgesamt ist die Abnahme ein Thema, das in vielen Bereichen des Lebens relevant ist und darauf abzielt, positive Veränderungen herbeizuführen und ein besseres Gleichgewicht und Wohlbefinden zu erreichen.

Das Erstgespräch zum Thema Gewichtsreduktion habe ich mit einem Nachbar geführt, den ich schon jahrelang kenne.

Er hat sich nämlich geäußert, dass er Schwierigkeiten mit Gewichtsabnahme hat. Sein Wunsch ist, vor allem das Bauchfett zu reduzieren, um die Gesundheit zu fördern.

1.2 Fallbeschreibung

Herr Müller ist 57 Jahre alt und arbeitet seit 9 Jahren in Vollzeit als Möbelmonteur.
Sein Job macht ihm Spaß, weil er logisches vernetztes Denken mit Kreativität
verbinden kann und das ist ihm sehr wichtig. Insgesamt fühlt er sich ausgeglichen,
glücklich und zufrieden mit sich selbst und seinem Leben. Er möchte seinen
Bauchumfang reduzieren, weil er sich bewusst ist, dass der Taillenumfang ihn in
Gefahr für ein gesundheitliches Risiko stellt. Sein aktueller Taillenumfang ist 115 cm.
Er hat sich bereits mit seinem Problem beim Hausarzt vertraut. Der Arzt hat ihm 9
Sitzungen Ernährungsberatung verordnet. Nach dem ersten Gespräch bei der
Ernährungsberaterin, hat er kein Interesse an weiteren Sitzungen gehabt. Laut Herr
Müller sah er keine Perspektive wiederkehren, weil er kein Vertrauen aufbauen
konnte.

1.3 Problemstellung

Übergewicht und Adipositas (Fettleibigkeit) haben sich in der Schweiz wie in vielen
anderen Ländern zu einer Volkskrankheit entwickelt. Die Verbreitung stellt eine große
Herausforderung für das Gesundheitssystem und die Prävention dar.

Übergewicht und vor allem Adipositas zählen zu den Risikofaktoren für
nichtübertragbare Krankheiten wie Herz-Kreislauf-Erkrankungen, Diabetes mellitus
Typ 2 und einige Krebsarten.

Die Zahl der übergewichtigen und adipösen Erwachsenen und Kinder in der Schweiz
ist in den letzten Jahren relativ stabil geblieben. In der Schweiz sind rund 42 Prozent
der erwachsenen Bevölkerung übergewichtig, davon sind 11 Prozent adipös. Rund
15 Prozent der Kinder und Jugendlichen sind übergewichtig/adipös. Zudem
verursachen Übergewicht und Adipositas hohe Kosten für die Gesellschaft.

Menschen mit Adipositas werden oft stigmatisiert. Sie werden für ihr Übergewicht
verantwortlich gemacht, weil sie sich zu wenig bewegen und zu viel essen würden.
Adipositas ist aber eine chronische Erkrankung. Betroffene sollen angemessen
behandelt werden. Die Weltgesundheitsorganisation WHO hat Adipositas bereits
2008 als Krankheit deklariert.[2]

Fett im Bauchbereich belastet den Körper am meisten und fördert die Entstehung von Krankheiten wie Diabetes mellitus Typ 2, Bluthochdruck, Fettstoffwechselstörungen und Herz-Kleislauf-Erkrankungen. Ein erhöhtes Risiko besteht bei Männern mit über 94 cm Bauchumfang und wesentlich erhöhtes Risiko mit über 102 cm Taillenumfang.

2 Vorbereitung

2.1 Fachspezifische Vorbereitung

Eine fachspezifische Vorbereitung ist ein wichtiger Schritt, um in einem bestimmten Bereich erfolgreich zu sein. Indem man sich intensiv mit dem Thema auseinandersetzt und sein Wissen kontinuierlich erweitert, kann man seine Fähigkeiten verbessern und sich von anderen abheben.

Um mein fachliches Wissen sicherzustellen, habe ich gelesen über Risiken und Krankheiten, die viszerrales Fett mitbringen kann.

Viszerales Fett ist schädlicher als subkutanes Fett, weil es stärker durchblutet wird und deutlich stoffwechselaktiver ist. Das bedeutet, in ihm spielen sich mehr Stoffwechselvorgänge ab als im Fett unter der Haut: So gibt eine vergrößerte viszerale Fettschicht freie Fettsäuren und verschiedene Botenstoffe ins Blut ab, unter anderem solche, die Entzündungen fördern. Auf diese Weise begünstigt das Eingeweidefett eine Vielzahl an gesundheitlichen Problemen, vor allem Diabetes mellitus Typ 2 oder auch verschiedene Herz-Kreislauf-Erkrankungen. Ein schwererer Covid-19-Verlauf kann ebenfalls dadurch bedingt werden.[3]

 Die Deutsche Gesellschaft für Ernährung (DGE) rät für eine langfristige Gewichtsabnahme dazu, lieber auf gemäßigtere Diäten umzusteigen und die Kalorien langsam zu reduzieren – am besten sei es jedoch, dauerhaft auf einen gesunden Lebensstil zu achten. Das verhindert auch den lästigen Jo-Jo-Effekt. Sicherstellen lässt sich das durch eine ausgewogene Ernährung, die ausreichend Vitamine, Mineral- und Ballaststoffe, Proteine, Fette und Kohlenhydrate liefert und den Flüssigkeitsbedarf deckt. [4]

Außerdem braucht es zum Abnehmen laut DGE regelmäßige Bewegung: 30 bis 60 Minuten sollten es täglich sein. Körperliche Ertüchtigung ist auch wichtig für den Muskelaufbau. Ein hoher Muskelanteil trägt wiederum dazu bei, dass der Körper mehr aufgenommene Nahrungsenergie verbrennt, anstatt sie als Fett einzulagern.[5]

Ich habe auch erneuert die Referenzwerte für ein erhöhtes Krankheitsrisiko bei Männern angeschaut, dass ich die richtigen Informationen vermitteln kann. So wie ein paar Studien angeschaut.

Ich fand es interessant, dass laut einer Studie, aus dem Jahr 2022, Adipositas als paradoxer Mangelernährungs-Zustand definiert wird, der mit einem Mangel an einzelnen Mikronährstoffen einhergeht. Das kann die tägliche Leistungsfähigkeit, den intellektuellen und emotionalen Zustand, aber auch den körperlichen Zustand des Körpers erheblich beeinträchtigen.[8]

2.2 Fallspezifische Vorbereitung

Benjamin Franklin sagte es am besten, als er witzelte: "Gib mir sechs Stunden, um einen Baum zu fällen und ich werde die ersten vier damit verbringen, die Axt zu schärfen." Vorbereitung ist lebenswichtig - sie ist der Schlüssel zum Erfolg. Ohne gründliche Vorbereitung sind wir nicht in der Lage, erfolgreich zu sein.

Um mich von der Struktur zu halten, habe ich mir einen Fragebogen vorbereitet. Den Fragebogen konnte ich beim Gespräch, für mich, als Hilfsmittel verwenden.

Dann habe ich noch eine Tabelle mit Eiweißreichen Lebensmitteln und Tagebuch-Anleitung hergestellt.

Weiter habe ich ein paar Gewichtsreduktion Alternativen zusammengefasst und in eine Skizze gestellt, alles ausgedrückt und in einen Ordner für ihn gelegt.

2.3 Hypothesen bilden

Kleine Veränderungen in der Ernährung und Lebensweise mit realistischen und kleinen Schritten durchzuführen, wie Zucker mit kalorienarmen Stoffen in Speisen und Getränken austauschen ist ein schlauer Weg, um ein schnelles Resultat zu sehen. Es gibt mehrere Wege das Ziel zu erreichen.

Ich habe mir verschiedene Möglichkeiten zum Gewichtsverlust skizziert, die ich ihm als Vorschläge empfohlen habe, um sein Ziel zu erreichen.

Da sind meine Vorschläge :

- Hochverarbeitete Lebensmittel reduzieren, vorkochen (unverarbeitete Lebensmittel zubereiten)
- Achten auf genügend Eiweißzufuhr

- Der Abstand zwischen Mahlzeiten mindestens 4 Stunden halten. (Snack meiden)
- Keine Mahlzeit nach 19 Uhr zu sich nehmen (oder 4 Stunden vor Schlafen)
- Süßigkeiten und Süßgetränken reduzieren
- Brot einmal täglich
- Mehr Bewegung

2.4 <u>Hilfsmittel</u>

Für das erste Gespräch mit Herrn Müller habe ich mir ein paar Hilfsmittel vorbereitet, die ihn bei der Gewichtsreduktion unterstützen können.

Proteine spielen bei der Gewichtsabnahme eine große Rrolle und am Anfang kann eine klare Struktur hilfreich sein, um sich besser auskennen.

Aus diesem Grund habe ich einige Eiweißquellen für ihn in Liste zusammengetragen, damit er sich besser orientieren kann. Ich habe geachtet, dass er sich nicht eingeschränkt fühlt und aus einer große Vielfalt an Lebensmitteln auswählen kann. Um einen täglichen Proteinbedarf zu decken, stehen ihn verschiedene tierische und pflanzliche Nahrungsmittel zur Verfügung. Man findet sowohl Lebensmittel mit einem hohen Proteingehlt als auch verschiedene Eiweißquellen mit einem geringeren Proteinanteil.

Proteine bestehen aus unterschiedlichen Aminosäuren. Entbehrliche Aminosäuren können beim Vorliegen von ausreichenden Mengen an Stickstoff im Stoffwechsel selbst aufgebaut werden. Unentbehrliche Aminosäuren kann der Körper nicht selbst bilden, diese müssen über die Nahrung zugeführt werden. Gute Proteinlieferanten sind Fleisch, Fisch, Milchprodukte und Eier sowie Hülsenfrüchte wie Soja, Linsen und Erbsen und Getreideprodukte. Proteine pflanzlicher und tierischer Herkunft unterscheiden sich in der Zusammensetzung und Bioverfügbarkeit der Aminosäuren. Durch die gezielte Kombination unterschiedlicher Lebensmittel wie z. B. Getreide mit Hülsenfrüchten kann dies jedoch ausgeglichen werden.[7]

Weiter habe ich für ihn noch eine Tagebuch-Anleitung zusammengestellt, wo er die genauen Instruktion findet, wie man ein Ernährungsprotokoll richtig führen kann.

Und auch eine Vorlage eines Ernährungsprotokolls zur Verfügung gestellt.

3 Praktische Durchführung

3.1 <u>Anliegen der Testperson festhalten</u>

Herr Müller hat ein Gewicht von 108 kg und eine Körpergröße von 181 cm. Er würde gerne ein Gewicht von 90-95 kg erreichen. Vor allem möchte er seinen Bauchumfang reduzieren, weil ihm bewusst ist, dass Taillenumfang ein Indikator für das Risiko von verschiedenen gesundheitlichen Problemen ist. Sein aktueller Taillenumfang ist 115 cm. Er würde gerne seinen Bauchumfang unter 94 cm legen.

Sein Jugendsgewicht Betrug bis zu 40. Lebensjahr im Durchschnitt 75-80kg. Als 40 jähriger, nach einer Knieoperation, hat er durch eingeschränkte Bewegungsfähigkeit an Gewicht zugelegt und wog 120 kg.

Er befindet sich in guter Gesundheit und nimmt keine Medikamente ein.

Herr Müller einnimmt täglich folgende Nahrungsergänzungsmittel: Magnesium, Vitamin C und Vitamin D.

3.2 <u>Prozess der Informationvermittlung beschreiben</u>

Ich habe Herrn Müller erklärt, dass er eine Kombination aus gesünder Ernährung und regelmäßiger körperlicher Aktivität anstreben sollte, um sein Wunschgewicht zu erreichen.

Mir ist während dem Gespräch aufgefallen, dass er oft zu Fertiggerichte greift. Aus diesem Grund habe ich ihn informiert, wie der Konsum von stark verarbeiteten Lebensmitteln einnen Gewichtverlust beeinträchtigen kann, da die Produkte oftmals viel Zucker enthalten und somit den Blutzuckerspiegel beeinflussen, und auch über den hohen Kaloriengehalt denen Nahrungsmitteln. So wie auch eine hohe Aufnahme an Omega-6-Fettsäuren bei einem gleichzeitig geringeren Anteil an Omega-3-Fettsäuren. Das Verhältnis der Omega-6-Fettsäuren zu Omega-3-Fettsäuren ist daher mehrfach höher als wünschenswert sein sollte.

Ich habe auch die Wichtigkeit der Proteizufuhr erwähnt, dass Proteine eine Rolle bei der Gewichtsreduktion spielen können, vor allem das Sättigungsgefühl zu erhöhen und Heißhungerattacken zu reduzieren. Und gleichzeitig ein ausreichender Proteingehlt unterstützt den Muskelaufbau und die Erholung nach dem Training.

3.3 Vorgehen beim Planen der Massnahmen

Beim Planen einer Massnahmen zum Gewichtsverlust gibt es mehrere Schritte, die beachtet werden sollten. Wir sind sie zusammen durchgegangen. Und miteinander haben wir die Skizze mit verschiedenen Abnahme-Alternativen angeschaut. Danach habe ich gefragt, ob es für ihn realistisch klingt und was er als erstes umsetzen würde.

Er hat sich geäußert, dass alle genannte Vorschläge für ihn machbar klingen und er die auch umsetzen möchte.

Danach habe ich versucht Herrn Müller zu erklären, dass so viele Maßnahmen anstrengend und stressig für ihn sein könnten. Ich empfahl ihm, mit weniger Maßnahmen zu starten, aber er meinte trotzdem, dass es für ihn kein Problem wird.

Nach dieser Aussage, wollte ich wissen, ob er mir sagen kann, wie viel Zeit er zur Umsetzung braucht und wann wir prüfen können, wie viel Erfolg wir damit geschafft haben.

3.4 Getroffene Massnahmen formulieren

Herr Müller hat sich in den nächsten 4 Wochen entschieden, die folgende Maßnahme zu befolgen.

Und zwar möchte er die Eiweißzufuhr auf mindestens 100g täglich erhöhen. Weiter will er täglich spazieren gehen, da er sich definitiv entscheiden hat, einen Hund in den nächsten Tagen zu kaufen. Als nächstes wird er den Konsum von Süßgetränken, alkoholfreies Bier und auch die hochverarbeiteten Lebensmitteln auf einmal wöchentlich reduzieren. So wie auch will er den Konsum von Süßigkeiten und Konfitüre-Brot auf einmal täglich reduzieren. Er wird keine Mahlzeit nach 19 Uhr einnehmen. Und er wird den Abstand zwischen Mahlzeiten mindestens 4 Stunden anhalten.

3.5 <u>Kurzfristige und langfristige Ziele formulieren</u>

Die kurzfristigen Ziele haben wir nicht festgelegt. Ich habe vorgeschlagen, dass wir nach 4 Wochen miteinander schauen, wie erfolgreich er mit seinen Vorsätzen war und ob er alles umsetzen konnte.

Ich dachte, dass die vielen Maßnahmen in 4 Wochen stressig genug werden und aus diesem Grund wollte ich nicht, dass er sich noch zusätzlich auf genaue Zahlen konzentrieren muss.

Wir haben mittelfristige Ziele festgelegt und zwar am Anfang haben wir uns auf einen Gewichtsverlust von 8-10 kg fokussiert, ohne eine begrenzte Zeit festzusetzen, gezielt auf regelmäßige Bewegungseinheiten von mindestens 30 Minuten pro Tag und Reduzierung des Konsums von zuckerhaltigen Getränken und Snacks. Erhöhung des Verzehrs Eiweißreichen Lebensmitteln und Vollkornprodukten. Und nicht zuletzt auf den Aufbau einer gesunden Essensroutine mit regelmäßigen Mahlzeiten.

Das langfristige Ziel sollte darin bestehen, das erreichte Gewicht zu halten und einen gesunden BMI zu haben. Weiterhin die Veränderungen dauerhaft in den Alltag zu integrieren und einen nachhaltigen Lebensstil beizubehalten. Durch regelmäßige Bewegung und Sport sollten Ziele wie eine verbesserte Ausdauer und Flexibilität angestrebt werden. Dank einer gesunden Lebensweise kann langfristig das Risiko für verschiedene Krankheiten wie Diabetes mellitus Typ 2, Herz – Kreislauf – Erkrankungen oder gelenkprobleme reduziert werden.

3.6 <u>Möglichkeiten zur Zielüberprüfung</u>

Es gibt verschiedene Methoden und Maßzahlen, mit denen man den Erfolg seines Gewichtverlustes messen kann. Alle haben ihre Vor- und Nachteile. Das Wichtigste ist, dass man sich für eine Methode oder die Kombination zweier Methoden entscheidet und für die Dauer seiner Gewichtsreduktion dabei bleibt. Nur dann erhalten wir valide Werte, die uns ermöglichen, den Fortschritt objektiv zu dokumentieren. Wir haben uns entschieden einmal für die einfachste Methode, sich jeden Mittwoch am Morgen zu wiegen. Und auch Taillenumfang zu messen, weil ein sinkender Taillenumfang ein guter Indikator für Fortschritt beim Gewichtsverlust ist.

4 Reflexion

4.1 Persönliche Erfahrung ausformulieren

Eine meiner wichtigsten Erkenntnisse ist, dass es nicht immer die eine richtige Lösung gibt. Weil jeder Mensch einzigartig ist und seine eigene Herausforderungen hat. Daher ist es wichtig, flexibel zu sein und individuelle Lösungen zu finden, die auf die Bedürfnisse des Kunden zugeschnitten sind. Ein weiterer wichtiger Aspekt ist die Kommunikation. Da müssen komplexe Sachverhalte verständlich erklärt werden, um den Klient mit ins Boot zu holen. Hierbei ist es wichtig, auf die Bedürfnisse der Kunden einzugehen und eine klare Kommunikationsebene zu schaffen. Auch das Thema Veränderungsprozess spielt eine große Rolle. Der Kunde steht vor großen Veränderungen, sei es durch Ernährungsumstellung, alte Gewohnheiten ändern oder Bewegung in den Alltag integrieren. Hierbei ist es wichtig, Selbstvertrauen erschaffen und Ängste vor Versagen abzubauen. Eine offene Kommunikation ist hierbei entscheidend.

4.2 Eigenes Verhalten in der Beratung reflektieren

Reflektieren des eigenen Verhaltens ist ein wichtiger Schritt, um sich selbst besser kennenzulernen und persönliches Wachstum zu fördern. Es ermöglicht uns, unsere Handlungen, Gedanken und Emotionen zu analysieren und zu verstehen, warum wir uns auf eine bestimmte Weise verhalten haben.

Das Reflektieren des eigenen Verhaltens erfordert Ehrlichkeit und Offenheit gegenüber sich selbst. Es kann manchmal unangenehm sein, Fehler oder negative Verhaltensweisen zu erkennen, aber es ist ein wichtiger Schritt, um persönliches Wachstum zu ermöglichen und positive Veränderungen herbeizuführen.

Am Anfang der Sitzung im Smalltalk habe ich Herrn Müller nach seinem Wohlbefinden nachgefragt. Und dann habe ich mich informiert, um sicherzustellen, ob ich sein Anliegen richtig verstanden habe. Während dem Gespräch habe ich daran gedacht, die positiven Eigenschaften und Gewohnheiten zu erkennen, um Wertschätzung zu ausdrücken. Ich habe mich auch darauf konzentriert, aktiv zuzuhören, um die Botschaft zu entdecken und gezielte Fragen zu stellen, zu seinem Aussagen und ein vertiefendes Bild kreieren zu dürfen. Ich habe mich bemüht, ihn auf seine einzigartige Weise zu verstehen und ihm ein sicheres Umfeld zu bieten, in dem er offen über sein Anliegen sprechen kann. Am Ende des Gesprächs habe ich Herrn Müller nachgefragt, ob es für ihn genug hilfreich war und ob er etwas neues mitgenommen hat.

4.3 Gezielte Verbesserungsvorschläge zu einer Beratungssequenz formulieren

Während der Beratung ist es mir schwer gefallen, von Smalltalk zurück zur Beratung zu treten und den roten Faden wiederfinden. Da ich die nächste Beratung besser führen kann, werde ich vor der Sitzung eine fiktive Beratung vormachen. Mit dem Ziel meine Gedanken eher sortieren und die Kontrolle über das Gesagte gewinnen.

Insgesamt geht es darum, kontinuierlich an sich selbst zu arbeiten und sich weiterzuentwickeln. Es erfordert Zeit, Geduld und Ausdauer, das eigene Handeln stetig zu verbessern. Fehler passieren jedem, aber es geht darum, aus ihnen zu lernen und sie als Chance zur persönlichen Weiterentwicklung zu sehen.

Ich muss auf Stärkung der Problemlösungsfähigkeiten und Kundenorientierung arbeiten. Die komplexen Probleme analysieren und passende Lösungen finden und im Mittelpunkt meiner Arbeit den Kunden haben und bestrebt sein, seinen Bedürfnissen gerecht zu werden.

Weiter an Verbesserung der Kommunikationsfähigkeiten arbeiten. Klar und präzise kommunizieren, dass meine Botschaften richtig verstanden werden. Dies kann durch die Verwendung einfacher und verständlicher Sprache sowie durch das aktive Zuhören und Nachfragen erreicht werden.

Um das Vertrauen anderer Menschen zu gewinnen und eine Entspannung zu erschaffen, ist es sinnvoll genug Zeit für die Vorbereitung zu nehmen, dass ich als Mensch natürlich und vertrauenswürdig wirken kann.

Es ist wichtig zu beachten, dass das Gewinnen von Vertrauen ein kontinuierlicher Prozess ist und dass es nicht immer möglich ist, das Vertrauen aller Menschen zu gewinnen. Es ist jedoch wichtig kontinuierlich daran zu arbeiten, um das Vertrauen anderer Menschen zu gewinnen.

5 Schlussfolgerung

Nach der Sitzung habe ich noch von der Testperson kurzes Feedback geholt.

Laut Herr Müller habe ich ihm mit meiner Beratung hilfreiche Tipps und Anregungen gegeben.

Abschließend möchte ich betonen, wie wichtig eine ausgewogene und gesunde Ernährung für unser Wohlbefinden und unsere Gesundheit ist. Eine individuelle Ernährungsberatung kann dabei helfen, die richtigen Entscheidungen zu treffen und langfristig positive Veränderungen in unserem Leben zu erreichen.

Es ging mir nicht darum, dass Herr Müller sich ständig einschränken muss oder auf bestimmte Lebensmittel komplett verzichtet, sondern vielmehr darum, dass er ein Bewusstsein für eigene Ernährungsgewohnheiten entwickeln kann und diese gegebenenfalls anzupassen kann.

Jeder Mensch ist einzigartig und hat unterschiedliche Bedürfnisse, daher ist es wichtig, dass die Beratung individuell auf den jeweiligen Menschen zugeschnitten ist.

Ich habe mein Bestes gegeben, obwohl ich glaube, dass ich meine Beratungs Kenntnisse verbessern kann. Und das ist auch mein Ziel.

6 Literaturverzeichnis

1. Wäfler, M., Jaquet, M., Hochstrasser, S. Im Gleichgewicht. Schweizerische Gesellschaft für Ernährung SGE, 2014.

2. Übergewicht und Adipositas. (Abrufdatum: 2023)
https://www.bag.admin.ch/bag/de/home/gesund-leben/gesundheitsfoerderung-und-praevention/koerpergewicht/uebergewicht-und-adipositas.html#contact

3. Mangiameli, F., Worm, N.: „Außen schlank – innen fett: Warum verstecktes Bauchfett auch für schlanke Menschen gefährlich ist". TRIAS Verlag, Stuttgart 2020

4. „Diäten und Fasten". (Abrufdatum:2023) https://www.dge.de/gesunde-ernaehrung/diaeten-und-fasten/

5. Vollwertige Ernährung. (Abrufdatum: 2023) https://www.dge.de/gesunde-ernaehrung/dge-ernaehrungsempfehlungen/

6. Bundesamt für Lebensmittelsicherheit und Veterinärwesen. Schweizer Nährwertdatenbank Version 6.5. http://naehrwertdaten.ch/
Nährwertangabe © MRI 2005-2023

7. Protein. (Abrufdatum 2023)
https://www.dge.de/wissenschaft/referenzwerte/protein/

8. Malnutrition in Obesity: Is It Possible? https://pubmed.ncbi.nlm.nih.gov/34749356/

7 Anhänge

1. Assessmentblatt
2. Möglichkeiten Matrix
3. Fragenbogen
4. Tagebuch-Anleitung
5. Tabelle mit eiweißreichen Lebensmitteln [6,7]

<table>
<tr><td>Name</td><td>Müller</td><td>Tel. P</td><td></td></tr>
<tr><td>Vorname</td><td>[geschwärzt]</td><td>Mobile</td><td></td></tr>
<tr><td>Adresse</td><td></td><td>Tel. G</td><td></td></tr>
<tr><td>PLZ, Wohnort</td><td></td><td>Geburtsdatum</td><td>[geschwärzt]</td></tr>
</table>

Anliegen

Gewichtsreduktion und Taillenumfang Reduktion

Zielgewicht : <100 kg

Anthropometrische Daten

Aktuelles Gewicht:108 kg,Größe:181cm, BMI:33 starkes Übergewicht
Taillenumfang:115 cm
Jugendgewicht:75-80 kg ,maximales Gewicht:120 kg

Krankheit & Medikamente

Keine Krankheiten bekannt, keine Medikamente , Aktuelle keine Beschwerden des Übergewichtes.
Mutter war Übergewichtig und leidete an Diabetes Typ 2.(Diag.; 45 Lebensjahr)

Umwelt & Soziales

Geschieden, wohnt alleine /Wohnung
Beruf:100% Möbelmonteur-körperlich anstrengende berufliche Arbeit
3 erwachsene Kinder, 1x wöchentlich geht er Einkaufen, er kocht 1-2mal wöchentlich
Er mag sein Job

Bewegung

1x wöchentlich klettern am Sonntag 1-1,5 Std.
Weg zur Arbeit/einkaufen:Auto
Haushalt täglich Staubsaugen

Ernährungsanamnese

Mo.-Fr. Isst er in der Kantine , Sa.-So. isst er Zuhause
Mahlzeit 5x täglich
Süßigkeiten 1-2mal täglich
2 mal täglich 3xKonfitüre-Brot
Täglich 1x Apfel

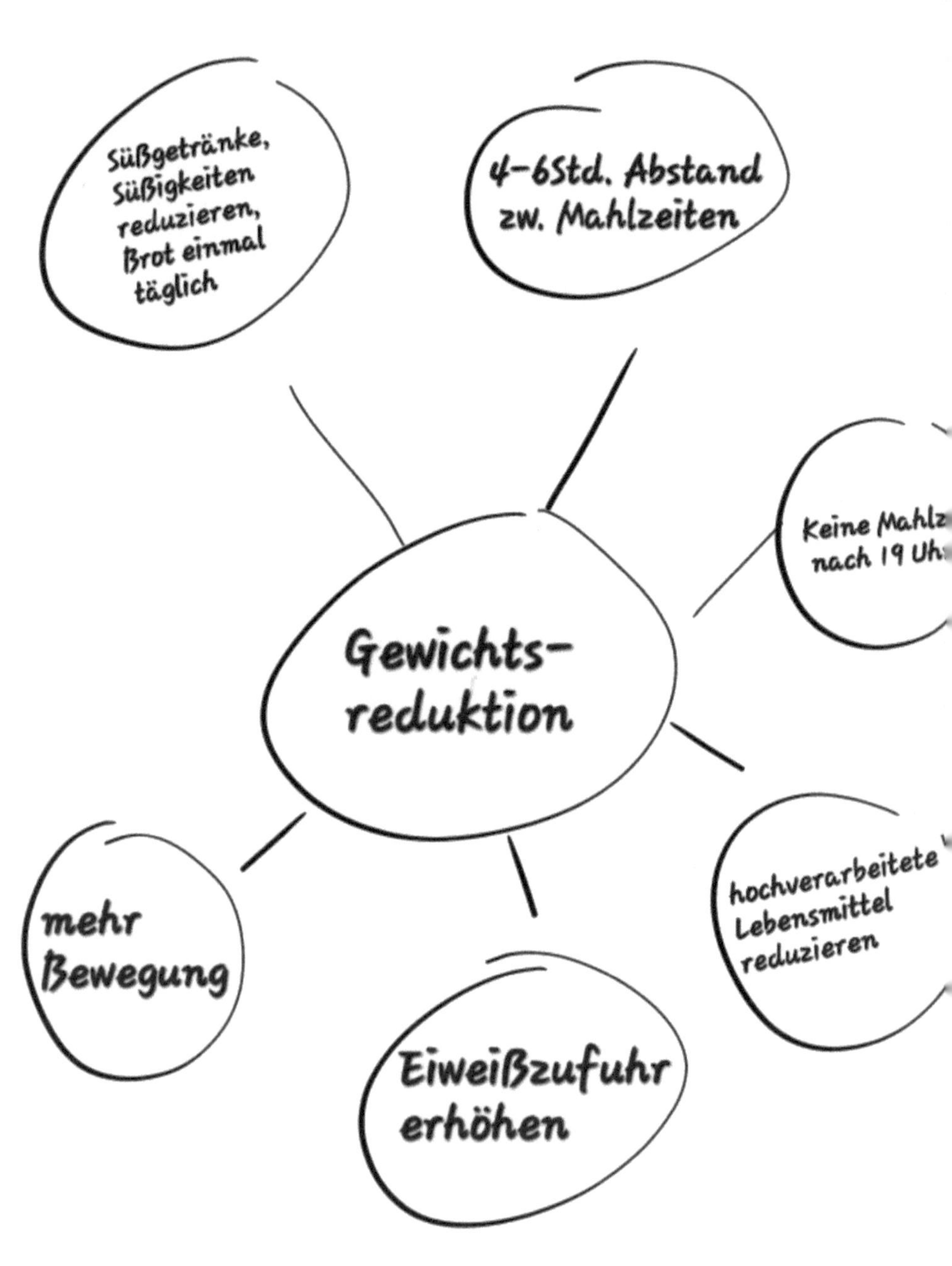

Süßgetränke, Süßigkeiten reduzieren, Brot einmal täglich
4-6Std. Abstand zw. Mahlzeiten
Keine Mahlz nach 19 Uh.
Gewichts-reduktion
mehr Bewegung
Eiweißzufuhr erhöhen
hochverarbeitete Lebensmittel reduzieren